DU TRAITEMENT DU CROUP

OU

ANGINE LARYNGÉE

DIPHTÉRITIQUE

PAR L'ACTION COMBINÉE DES VOMITIFS ET DE L'ALIMENTATION

Par le docteur **E. DEVALTZ**

Ancien interne des hôpitaux de Paris.

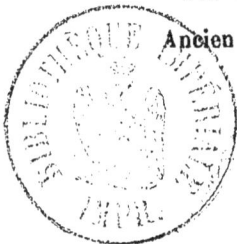

I.

Tant de travaux ont été entrepris sur le croup que le sujet semble épuisé, et que la thérapeutique paraît avoir dit son dernier mot. Croup et trachéotomie sont devenus les deux termes d'une antithèse médicale. Au lieu de perdre tous les malades, on en sauve environ un sur trois, mais avec quelle peine, à travers quelles difficultés et quels périls !

Le but de ce Mémoire est de démontrer par des faits que des résultats plus heureux peuvent être obtenus par une méthode moins douloureuse et d'un emploi plus facile que la trachéotomie. Mais, avant d'aller plus loin, je dois dire que je me suis inspiré des travaux si remarquables par lesquels M. Trousseau a fait entrer la lumière dans la voie pleine de ténèbres où l'ancienne médecine avait si longtemps traîné la question du croup. La suite de ce travail montrera même que j'ai conservé intactes, les indications du traitement posées par le savant professeur et par Bretonneau, son illustre maître.

II.

Le meilleur moyen de dégager d'une maladie les indications de traitement qu'elle présente est certainement de rechercher par quel procédé elle aboutit à la mort des malades : ne pouvant donner ici une monographie complète du croup, je me bornerai à faire à son sujet cette recherche, à signaler les dangers particuliers qu'il présente, l'action que lui oppose le traitement actuellement en vogue, c'est-à-dire la trachéotomie et ses soins consécutifs, et je m'attacherai à prouver combien les accidents de cette grave affection sont facilement conjurés par l'influence longtemps continuée des vomitifs et de l'alimentation.

Le croup détermine la mort de trois manières différentes :

1° Par asphyxie mécanique, lorsqu'une fausse membrane détachée dans la plus grande partie de son étendue, empêche, à la façon des soupapes, l'entrée de l'air dans les poumons, ou sa libre sortie de ces organes. L'observation démontre que ce fait est rare, mais que son existence est réelle, et il faut en convenir, la trachéotomie la plus promptement exécutée est le seul remède qui puisse lui être opposé.

2° Dans les cas les plus fréquents, après une série plus ou moins longue d'accès de suffocation, l'asphyxie arrive avec lenteur, le malade s'épuise et finit par s'éteindre, soit dans un accès de suffocation plus fort que les autres, soit après la disparition graduelle de la chaleur animale, et la cessation des fonctions plastiques, dans un état syncopal.

Ici, il faut encore accuser les produits pseudo-membraneux d'avoir causé la mort ; mais ce n'est plus, purement par obstacle mécanique. Et d'abord, non-seulement, il n'est pas prouvé que les accès de suffocation soient proportionnés en nombre ou en intensité à la quantité des exsudations, mais encore il y a des cas où il semble qu'il n'y ait aucun rapport direct entre la lésion et le symptôme qu'elle détermine. Les accès de suffocation sont l'effet de plusieurs causes réunies, en tête desquelles se place naturellement la fausse membrane; mais il faut aussi tenir compte de la sécheresse extrême du larynx et du pharynx, conséquence du revêtement de leur membrane muqueuse par un produit plastique susceptible d'être desséché, durci, et rendu rétractile par le courant d'air qui le balaye incessamment. Il ne faut pas non plus négliger la part qui revient à l'impatience des jeunes malades, énervés par l'impossibilité de débarrasser leur gorge de l'obstacle qui s'y est attaché, de l'immobilité imprimée aux diverses pièces du larynx, de la conversion des canaux respiratoires en des tuyaux inertes. Qu'on se souvienne de la difficulté qu'oppose au passage de l'air dans les fosses nasales un simple coryza, avant la période de sécrétion, et on m'accordera que le désordre de la respiration ne doit pas être attribué à la seule diminution de calibre des canaux aériens; et enfin, on trouvera dans cette notion le germe d'une indication qui se dégagera plus loin sans effort.

3° Dans des cas plus malheureux, l'affection longtemps méconnue ou dissimulée, se révèle soudain après d'insignifiants signes de malaise par un cortège d'accidents qui est l'avant-coureur de la mort. La face se bouffit et se décolore, le regard s'éteint, les yeux se cerclent de noir, les lèvres, la langue, sont violacées, la température du corps s'abaisse promptement et devient glaciale; le pouls est misérable et d'une fréquence extraordinaire. L'estomac refuse obstinément toute sorte d'aliments ou de boisson; la respiration n'est le plus souvent qu'un accès de suffocation continu, et la mort n'a plus rien à faire pour dépouiller de ses dernières fonctions l'organisme inanimé d'avance. Le croup est alors une affection algide, comme le choléra asiatique. L'algidité est le signe de l'empoisonnement diphthéritique porté à son comble.

Ce dernier cas est heureusement fort rare; mais il peut

se faire qu'un croup qui s'est annoncé par des accès de suffocation aboutisse subitement à cette période algide, comme
si l'empoisonnement diphthéritique lentement élaboré réussissait tout d'un coup à dominer l'organisme : ce qui prouve
qu'avec des variétés dans la forme, les trois degrés sus-
énoncés dépendent de la même maladie, et présentent ce
permanent danger que le plus bénin devienne subitement
le plus grave. Une remarque doit ici trouver sa place :
Nulle affection ne tient plus longtemps en suspens le
pronostic du médecin éclairé que celle dont nous nous
occupons, sa durée pouvant dépasser trois septenaires,
pendant lesquels la présence de la plus minime fausse
membrane est une menace souvent trop certaine de la per-
sistance de l'affection, ou de son réveil inattendu.

Si nous nous résumons, nous trouvons que les malades
atteints de croup succombent :

Un très petit nombre de fois par l'occlusion mécanique
des voies aériennes.

Plus souvent par l'asphyxie lente, produit des accès de
suffocation.

Quelquefois enfin par l'algidité, et nous reconnaissons
que celle-ci, c'est-à-dire l'empoisonnement diphthéritique,
est un des éléments de l'affection dans le second cas.

On commettrait une grande injustice, si l'on ne recon-
naissait loyalement que les deux indications qui ressortent
formellement du court exposé que nous venons de faire,
ont été parfaitement reconnues et remplies par Bretonneau
et par M. Trousseau. Si d'une part, l'occlusion des voies
aériennes indique la nécessité d'expulser les fausses membranes ; d'autre part, l'empoisonnement diphthéritique,
quelque soit son degré, réclame l'emploi des toniques et
de l'alimentation. Or, tels sont les deux éléments du traitement préconisé et vulgarisé par Bretonneau et M. Trousseau.

Mais il faut encore insister ici sur une particularité de
la plus haute importance : Bretonneau a fait plus que d'in-

venter la trachéotomie ; il en a rendu l'effet permanent
pendant toute la durée de la maladie, et tel est le secret des
succès qu'il a obtenus. Avant lui l'ouverture de la trachée
fut souvent opposée au croup. Caron, chirurgien de Paris,
tenta dans le dernier siècle d'en populariser l'usage, et
son *Traité du croup aigu* n'est qu'un long plaidoyer en
faveur de cette opération. La tentative de Caron devait
échouer. Elle était desservie par la pratique même de son
auteur. En ouvrant la trachée, Caron ne réussissait le
plus souvent qu'à déterminer un soulagement momentané,
et l'affection reparaissait plus terrible et plus rebelle. Plus
heureux que Caron, Bretonneau reconnut que les insuccès
de la trachéotomie devaient être attribués à la rapide re-
production de la fausse membrane, et qu'il ne suffisait pas
d'ouvrir la trachée, mais qu'il fallait encore la maintenir
ouverte. Ce fait est considérable; car il a enrichi la science
d'une notion féconde, c'est que le croup, loin d'être une
affection passagère, susceptible d'être combattue avec avan-
tage par un moyen prompt, mais à action courte, doit être
traité par une médication prolongée et opiniâtre.

C'est de cette époque que datent les premières canules
trachéales, qui étaient alors des instruments bien moins
perfectionnés que de nos jours, et qui se sont chargés de
prouver que Caron avait entrevu l'indication à remplir.

En même temps qu'il ouvrait une voie artificielle à l'entrée de l'air et au maintien de l'hématose, Bretonneau nour-
rissait ses malades, et par un traitement tonique réagis-
sait contre l'empoisonnement diphthéritique. Comme on le
voit, le traitement répondait aux indications, mais il ne
donnait qu'un résultat relativement faible, puisque sur
trois malades il ne réussissait pas toujours, même entre les
mains exercées de M. Trousseau, à en sauver un. C'est que,
si elle présente des avantages, comme par exemple, la rapidité et la permanence de son action, la trachéotomie offre
aussi des inconvénients et des dangers, que nous allons
maintenant passer en revue.

Inconvénients et dangers de la trachéotomie.

Je ne veux pas parler de la difficulté de l'opération. Il n'est plus permis d'être arrêté par un si faible obstacle, et il ne faut pas être un chirurgien consommé pour ouvrir la trachée. Les premiers essais de M. Trousseau ont prouvé que le zèle et le courage suppléent à l'habitude. Donc, tout le monde doit pouvoir trachéotomiser. Mais, l'opération faite, arrive la nécessité de toute une série de soins, à laquelle il est rare de pouvoir suffire. Les secours manquent dans beaucoup d'endroits, notamment dans les campagnes, et l'on conçoit qu'il n'est pas sans péril d'abandonner à des mains ignorantes ou timorées, le soin de nettoyer la canule ou de la maintenir en place. En cherchant à soulager le malade, les parents relâcheront les liens qui enserrent le cou, et risqueront de déplacer la canule, qui peut alors agir à la façon d'un corps étranger, et déterminer une prompte asphyxie. Dans d'autres cas, le courant d'air qui traverse la canule attirera des objets d'un poids léger qui pourront s'introduire dans les voies aériennes, où ils augmenteront de volume sous l'influence de l'humidité et de la chaleur, et causeront une gêne nouvelle de la respiration. J'ai vu un jeune enfant, opéré du croup et presque guéri, succomber à la suite de l'entrée dans sa canule d'un ruban de son bonnet. Les parents ne l'avaient pas quitté des yeux, et pourtant ils n'avaient pas remarqué la cause mécanique, du malaise subit qui fut le commencement de l'asphyxie et se termina par la mort.

Ces détails paraîtront puérils peut-être ; ils sont pourtant un argument sérieux contre la pratique de la trachéotomie dans les campagnes : mais le principal reproche qu'on puisse faire à cette opération : c'est, le raccourcissement si considérable des voies aériennes, et la nécessité pour le poumon, de subir l'influence d'un air froid qui arrive presque directement à son contact, et a pour résultat trop fréquent d'enflammer les viscères thoraciques, soit en totalité, soit en partie, et d'ajouter ainsi à la maladie une complication que l'existence de la diphthérite empêche de combattre ici par les moyens usuels, vésicatoires, ventouses scarifiées, etc., etc, par crainte du développement probable de fausses membranes sur la peau dénudée.

Cette complication a vivement préoccupé M. le professeur Trousseau, qui s'est efforcé de la prévenir par des moyens ingénieux, sans pouvoir toujours y réussir. Aussi, peut-on dire, que la possibilité d'un accident semblable constitue pour la méthode un vice sérieux.

Que dire des cas malheureux où la fausse membrane, loin de se borner au larynx, descend dans la poitrine, et va donner lieu à ces pneumonies pseudo-membraneuses qui emportent fatalement les malades.

Enfin, il ne faut pas omettre la possibilité de l'extension du produit morbide à la plaie elle-même, par où passe la canule ; accident grave contre lequel échouent sans cesse les cautérisations les plus énergiques, et les moyens thérapeutiques en apparence les plus appropriés.

Un inconvénient moins sérieux, mais qui n'est pas rare, et qui cause toujours beaucoup de souffrances, est la possibilité du développement d'ulcérations plus ou moins nombreuses et souvent très rebelles, déterminées par la pression de la canule sur la muqueuse trachéale.

Comme on le voit, la trachéotomie présente de nombreux inconvénients, et si les médecins des grandes villes peuvent parer très imparfaitement à quelques-uns, on peut dire que les médecins des campagnes sont complétement désarmés devant tous. Si donc, la trachéotomie doit être appliquée dans quelques cas, elle doit être rejetée comme méthode imparfaite et dangereuse dans le plus grand nombre, et il faut trouver un mode de traitement qui lui soit supérieur. Mais il no faut pas que dans cette recherche, nous perdions de vue nos deux indications essentielles : 1° Favoriser d'une manière continue l'entrée de l'air dans les bronches; 2° Relever les forces de l'organisme par une alimentation tonique et abondante. Ce double résultat est facile à atteindre; on s'en convaincra, j'espère, par la lecture des pages suivantes et des faits qui les appuient.

III.

Ce n'est pas la première fois, qu'on propose de traiter le croup par les vomitifs; mais je puis dire que c'est la première fois qu'on recommande l'usage des évacuations stomacales associées à une alimentation tonique, excitante même. On sera peut-être surpris du rapprochement de deux actions aussi dissemblables, mais je ne doute pas que l'expérience, en prouvant combien cette union est salutaire, ne fasse cesser tout étonnement.

Le vomitif doit être donné d'une manière très méthodique, que je vais exposer en détail.

Aussitôt que le malaise général de l'enfant a attiré l'attention de la famille, et que le médecin a pu constater *de visu* la présence de fausses membranes dans l'arrière-gorge, ou l'existence des signes caractéristiques du croup d'emblée, il faut qu'un premier vomitif soit administré, et il est *utile* d'en donner un chaque jour, jusqu'au début des accès de suffocation. Quand cette seconde période est arrivée, il est nécessaire d'attendre le moment opportun pour provoquer le vomissement, de manière à ménager les prises, et à en proportionner le nombre à celui des accès de suffocation. Il pourra y avoir des moments d'angoisse pénible, mais le vomitif étant toujours sous la main, son action rapide déterminera un calme momentané. On attendra ensuite qu'un nouvel accès se présente, pour agir de la même manière. Quand la respiration bruyante aux deux temps, aura été remplacée par un gargouillement du larynx, indiquant un ramollissement des produits pseudo-membraneux, on pourra suspendre sans crainte tout traitement, les accès sont calmés, mais ils reviendront au bout de quelques heures, et alors on devra recommencer l'administration des prises de vomitif.

Si dans l'intervalle des accès et peu de temps après avoir vomi, l'enfant demande à manger, on peut lui donner sans crainte des aliments, et il faut même le solliciter souvent d'en prendre sans qu'il en demande.

Une remarque très importante, basée sur la connaissance intime de la maladie, ne doit pas être omise : c'est que la convoitise des enfants peut être excitée sans aucun danger. Il est reconnu, en effet, que les aliments en apparence les plus grossiers, qui ont souvent la vertu de réveiller l'appétit des petits malades, sont absorbés sans déterminer aucun trouble digestif, ni aucune augmentation dans la fièvre. Il est donc fort essentiel d'être prévenu de ce fait, qui a été constaté depuis longtemps, par MM. Gaillard de Poitiers, et Hirtz de Strasbourg, afin d'en tirer tout le parti possible dans une affection où l'alimentation est une partie essentielle du traitement.

Si immédiatement après avoir mangé, l'enfant est pris de suffocation, il ne faut pas craindre de lui donner le vomitif; il vomira ses aliments, comme il vomirait de l'eau tiède, s'il en avait dans l'estomac. On aura provoqué chez lui, une indigestion artificielle, accident sans gravité, à cet âge, et auquel la maladie ne donne aucun caractère spécial. Les accès de suffocation se calment-ils pendant quelques heures, l'angoisse et l'effroi de l'enfant sont-ils dissipés, qu'on le laisse dormir en paix, il faut gagner du temps, et pour résister, l'enfant a besoin seulement qu'on l'empêche d'étouffer, et qu'on soutienne ses forces. Du reste, pendant le sommeil, les accès de suffocation sont toujours plus éloignés.

Ainsi pour nous résumer : avant le début des accès de suffocation, il faut donner un vomitif chaque jour. Après le début des accès de suffocation, il faut provoquer le vomissement au fur et à mesure que la gêne de l'hématose le réclame. Au vomitif, il ne faut pas craindre de mêler l'alimentation; dans un mauvais jour, il pourra se faire que le vomitif et les aliments soient donnés pêle-mêle un grand nombre de fois, et de la manière la plus irrationnelle ; néanmoins l'enfant n'en souffrira pas. Je ferai remarquer qu'en provoquant plusieurs fois en un jour le vomissement, suivant les besoins de la respiration, on établit la permanence de la pénétration des voies aériennes comme après la trachéotomie, on entretient par la présence de la canule à travers la plaie, la libre circulation de l'air dans le poumon. Et de même, que dans cette permanence de la canule se trouve le secret des guérisons par l'opération, de même, ce secret réside chez les enfants traités par ma méthode dans l'action répétée des vomitifs. Je dois ajouter à ces parties essentielles du traitement quelques détails accessoires.

Il faut éloigner de l'enfant toute cause d'ennui, de frayeur, et d'infection; il faut, dans les moments de calme le tenir levé, s'il le désire, le faire jouer dans une chambre bien aérée, ou même lui laisser un peu respirer l'air extérieur pendant quelques instants, s'il le demande. Ainsi on l'empêche de subir l'influence de l'air vicié, et on réveille en lui le mouvement nutritif qui est si nécessaire dans sa position. En même temps, il faut surveiller la température de son corps, et lorsqu'on trouve une tendance au refroidissement, il faut la combattre, soit par des frictions sèches générales, soit par l'administration immédiate d'un excitant diffusible. Le punch chaud que les enfants boivent toujours avec avidité m'a rendu souvent de grands services, pour relever le niveau de la température.

Les boissons peuvent être, sans aucun inconvénient données froides pendant toute la durée de la maladie. C'est encore là un des rares priviléges du croup, qui n'est jamais aggravé par leur usage.

Action du vomitif.

En donnant le vomitif, je n'ai pas pour but, et j'ai rarement pour résultat de détacher les fausses membranes, si l'examen des matières vomies permet de constater l'expulsion des débris les plus déchiquetés, il est très rare au contraire, de trouver des fausses membranes d'une certaine étendue, bien que j'en aie vu une de cinq centimètres de longueur sur un demi millimètre d'épaisseur rendue par une petite fille qui vit encore. Mais après l'évacuation l'examen de la gorge laisse voir toujours la même quantité de produits morbides ; ce n'est donc pas en expulsant ceux-ci que le vomitif calme les accès de suffocation. Est-ce plutôt par l'action générale qu'il exerce sur l'économie? Beaucoup de médecins l'ont cru, surtout ceux qui donnaient contre le croup le tartre stibié à dose rasorienne. Le médicament était censé agir par son action stimulante. Cette manière de voir, condamnée par l'expérience, l'a été plus encore par M. Chapelle (d'Angoulème) qui après avoir fait un mémoire plein de conviction pour prouver l'action contre-stimulante, se hâta bientôt, pressé par des faits nouveaux, de démentir ses premières assertions. Quelle est donc l'action du vomitif? Elle est à mon sens locale et générale :

Locale, elle calme les accès de suffocation ; l'expérience de tous les jours le prouve; mais comme je l'ai dit, ce n'est point en détachant les fausses membranes, c'est en les humectant, pour ainsi dire; c'est en les rendant moins sèches, moins rétractiles, et en restituant ainsi au larynx et aux voies aériennes le jeu, l'élasticité, et si je puis le dire l'*adresse* que le dessèchement de ces canaux dont j'ai parlé plus haut avait complétement supprimée. De canaux inertes, ils redeviennent des canaux vivants. Je vois que j'avance ici une opinion qui paraîtra bien hasardée; mais je ne m'en préoccupe pas, qu'on examine l'action qu'exerce le vomitif sur la partie supérieure du corps, on reconnaîtra comme moi qu'elle y produit une perturbation notable. Les yeux s'injectent et se remplissent de larmes, la tête, le cou, les épaules se couvrent d'une abondante sueur, et au moment où le spasme pharyngien sollicite la sortie des matières contenues dans l'estomac, les glandes salivaires, toutes celles de la bouche et de l'arrière-gorge émettent chacune le produit d'une sécrétion instantanée, et amènent dans toutes ces parties et dans leur voisinage comme une sorte de transpiration interne qui rend aux tissus toute leur souplesse primitive. Ajoutez que les secousses convulsives du pharynx et de l'œsophage détachent les lambeaux des membranes qui tombent en deliquium. Ainsi se trouve combattue d'une manière continue, la sécheresse du larynx, qui est dans mon opinion, une des principales causes de la dyspnée.

J'ai dit que le vomitif a aussi une influence générale, et je m'explique.

En sollicitant fréquemment l'évacuation de l'estomac, il empêche l'absorption des débris de fausses membranes qui peuvent avoir été évalés, et, qui ont, comme on sait, le malheureux privilège de s'implanter si facilement. On supprime donc ainsi une des causes probables de l'infection générale, et l'on se tient en garde contre les terribles accidents de l'état algide. Enfin, le vomitif a encore pour effet de solliciter le mouvement nutritif. On sait que c'est par l'intermédiaire du grand sympathique et du pneumogastrique que se font les élaborations de la digestion. Le vomitif rapidement absorbé est chassé de la cavité de l'estomac par action réflexe; il a donc agi comme un agent perturbateur, sur les deux nerfs qui président aux sécrétions et aux fonctions de nutrition et de calorification. Cette action perturbatrice devient sans doute une sorte d'excitant qui réveille les fonctions de ces nerfs, si intimement associés dans leur distribution, et les ramène au type normal. Qu'il me soit permis ici de rappeler, sans aucun commentaire, l'heureuse influence qu'exerce sur le choléra, autre affection algide, l'espèce de médicament dont il est question. On n'a pas oublié sans doute, je parle dans cette hypothèse, les immenses services rendus par la médication vomitive dans les dernières épidémies de choléra, et les théories auxquelles ont donné lieu les succès obtenus (immunité prétendue des mineurs de cuivre, etc., etc.)

On comprend maintenant, je pense, pour quelle raison j'administre des vomitifs avant le début des grands accidents. Je me propose dans ce cas, d'exciter et de tenir en éveil la sécrétion des glandes et l'action des plexus nerveux et d'entretenir ainsi une humidité relative de la gorge, le maintien des actes nutritifs et de la calorification. Quand j'ai pu, dès le début de la maladie, instituer ce traitement, j'ai toujours remarqué que les mauvais jours étaient moins nombreux, et les accès de suffocation moins pénibles. En outre ainsi que je l'ai dit plus haut, en administrant un vomitif une fois par jour, et de préférence le matin après le réveil de l'enfant, on expulse de l'estomac tous les débris pseudo-membraneux qui pourraient d'une façon ou d'une autre déterminer l'infection générale de l'économie.

Du choix du vomitif.

J'ai toujours donné les doses vomitives des médicaments que j'ai prescrits, évitant, au lieu de la rechercher, l'action contre-stimulante. Je n'ai pas toujours obtenu le vomissement, mais jamais ni les secousses convulsives du pharynx, ni l'hypersécrétion des glandes n'ont manqué, et c'est là pour moi l'essentiel, dans le rôle des agents que je préconise. J'ai employé souvent le tartre stibié à la dose de deux centigrammes ou de deux centigr. et demi, mais je n'attache aucune importance au choix du médicament. Ce qui importe surtout, c'est que son action soit sûre et prompte.

Le sirop d'ipéca, additionné d'une proportion plus ou moins forte de poudre de la même racine, me semble devoir être préféré, à tout autre agent, à cause de son innocuité reconnue, et de la constance presque infaillible de son efficacité: mais, je le répète, je me suis servi du tartre stibié avec le plus grand succès, sans avoir jamais à déplorer aucun accident, et je le donnerais certainement encore si l'enfant refusait obstinément le sirop d'Ipéca, ou si celui-ci devenait inactif. J'emploierais l'émétique soit en solution, soit en poudre insufflée dans la bouche, ce qui est beaucoup plus commode quand l'enfant est très-mutin, et que les accidents pressent. Aussitôt après l'insufflation, l'enfant demande à boire, et le vomitif est entraîné par les boissons dans l'estomac. En l'absence d'ipéca et de tartre stibié, je donnerais sans hésiter du sulfate de cuivre, car comme je l'ai dit, et comme je ne saurais trop le répéter ; de même que dans la trachéotomie le procédé importe peu, et la permanence de l'ouverture de la plaie, beaucoup, de même ici peu importe l'agent médicamenteux, ce qui est essentiel, c'est la méthode de son administration et la continuité de son influence.

On peut reprocher à la méthode des vomissements coup sur coup de débiliter le tube digestif et de détériorer la constitution de l'enfant. Je repondrai que ce danger est bien minime en présence de celui qu'il remplace ; pourquoi nous préoccuper de l'affaiblissement de l'enfant, si celui-ci est guéri du croup. D'ailleurs, je dois le dire, cette crainte es t tout-à-fait théorique ; les enfants qui ont vomi pendant vingt jours, sembleraient devoir être épuisés, et bien ! l'expérience prouve que le mélange incohérent de vomitifs et d'aliments, qui se succèdent sans cesse dans l'estomac, ne fait subir à cet organe aucune influence fâcheuse, et que la convalescence, au contraire, s'établit avec une grande rapidité.

J'ai sous les yeux encore maintenant plusieurs des enfants que j'ai traités par cette méthode, et je puis affirmer que leurs tubes digestifs n'ont conservé aucun souvenir des rudes secousses que je leur ai imprimées pendant qu'ils étaient en proie aux angoisses du croup. Je ne dois pas omettre de dire que dans aucun cas, je n'ai vu la diarrhée que causent les vomitifs, et en particulier l'ipéca se prolonger plus de

quatre ou cinq jours; aussi ne l'ai-je jamais considéré comme
un accident digne d'attention; et en terminant, je ferai remarquer que le reproche qu'on a fait aux vomitifs de débiliter les enfants vient surtout de ce qu'on les administrait
en même temps qu'on privait les petits malades de toute
espèce d'alimentation. L'inanition a dû et doit être encore
pour beaucoup dans le nombre des décès, consécutifs au
croup.

Conclusion.

Si nous comparons la trachéotomie et la méthode de traitement qui vient d'être exposée, nous voyons que l'une et
l'autre s'attachent à remplir cette double indication.

1° Donner à l'air d'une manière permanente un libre accès
dans les poumons;

2° Soutenir par une alimentation puissante les forces
ébranlées de l'organisme. Mais, tandis que pour obtenir le
premier de ces résultats, la première méthode nécessite
une opération douloureuse, expose le poumon à l'action de
l'air froid, à l'invasion des pneumonies, la plaie elle-même
à l'atteinte des fausses membranes, la seconde méthode,
au contraire, ne peut déterminer que des accidents tout-à-
fait insignifiants, tels qu'une diarrhée passagère dont on
triomphera sans efforts. Si les deux méthodes donnaient
des résultats égaux, on devrait préférer celle qui cause le
moins d'accidents; or, le choix ne saurait être douteux,
lorsqu'au lieu de un malade, sur deux, trois, on en sauve un
sur un ou deux, résultat que j'ai obtenu, ainsi que le prou-
vent les faits publiés à la suite de ce travail, et qui ne lais-
seront aucun doute à cet égard.

J'ai observé avec attention et écrit sans arrière-pensée.
Les faits que je produits sont authentiques et incontesta-
bles. Des cas de croup de la plus haute gravité ont été
guéris : si néanmoins on refuse de croire à l'efficacité de
mon traitement, on reconnaîtra que la gravité du **croup**

diminue, et en répandant cette notion, je croirai n'avoir pas perdu mon temps.

Observations.

I.

Marie Rambaud, petite fille de cinq ans, prise de croup en juillet 1860.

Le 17, la respiration est bruyante et métallique aux deux temps, la toux éteinte, la voix aphone, à chaque mouvement respiratoire correspond la projection du larynx en avant, et de la tête en arrière.

Les ganglions sous-maxillaires sont engorgés et douloureux des deux côtés.

Par l'examen de la gorge, je constate l'existence sur la paroi postérieure et les parois latérales du pharynx d'une fausse membrane grisâtre, continue partout avec elle-même, et d'un aspect croûteux sur ses bords. L'appétit est conservé pour certains aliments, notamment pour les fruits.

Le pouls est à 124.

L'enfant a eu ce matin plusieurs attaques de suffocation, et elle en a une pendant ma visite.

Je donne un vomitif, 2 centig. d'émétique à chaque accès. Je permets à l'enfant de manger ce qu'elle voudra, pourvu qu'elle me promette de prendre le vomitif.

Le 18 la toux et la voix sont toujours supprimées, mais la respiration s'accompagne d'un bruit manifeste de gargouillement.

Le 19 après les mêmes soins, même état.

Le 20 rien de nouveau; à chaque accès de suffocation, on donne une prise de vomitif, et tout embarras respiratoire est supprimé. Quand l'enfant est calme, on le fait manger ou on le laisse dormir.

Le 21 les fausses membranes sont détachées, puisque en totalité, le mieux continue, on ne donne qu'un vomitif chaque jour, les accès de suffocation ayant disparu.

Le 22, il ne reste plus trace de fausses membranes, l'enfant crache avec facilité des mucosités claires et transparentes. Il n'existe plus aucun embarras dans les voies respiratoires, l'appétit est très bon.

II.

Bertrand (Jean), enfant de 12 mois, très chétif, très malingre.

Le 23 février 1861, cet enfant, après quelques jours de malaise, est pris d'une toux rauque, sans expectoration. Je le trouve atteint de croup caractérisé par une respiration sèche bruyante, métallique aux deux temps. Le cou est tuméfié; sous l'angle droit de la mâchoire un ganglion tuméfié soulève la peau un peu rouge à son niveau.

L'examen de la gorge me fait constater l'existence d'une fausse membrane qui borde comme un simple liseré la luette, le voile du palais et son pilier antérieur du côté droit.

L'enfant prend le sein avec avidité.

Son pouls bat 120 fois environ à la minute; je donne dix centigr. d'émétique en quatre paquets, à prendre au moment des accès de suffocation.

L'enfant ne vomit pas; il a seulement des spasmes du pharynx après chaque prise, et un calme très apparent de la respiration. Il éprouve une superpurgation très manifeste le soir après la prise de tous les paquets prescrits.

La nuit est assez calme. Les accès de suffocation reparaissent le lendemain vers cinq heures après plusieures heures de repos.

La respiration est redevenue sèche.

On donne deux centigr. d'émétique, puis on laisse prendre le sein; il y a des contractions du pharynx, mais pas de vomissements.

Nouvelle prise de 2 centigr.; la respiration redevient plus libre, les bruits laryngiens plus humides.

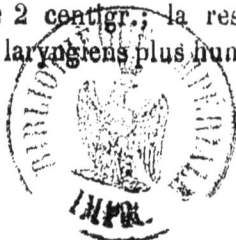

Le 26 même état, mêmes soins.

Le 27 la toux et la voix reparaissent déchirées; les accès de suffocation manquent; on ne donne qu'un seul vomitif.

Le 28 après la prise, et sans qu'il y ait eu aucune éva-cuation par la bouche, j'examine la gorge; mais je ne trouve plus aucune trace de l'angine pseudo-membraneuse. L'en-fant pleure quand on le contrarie ce qu'il ne faisait pas pen-dant la maladie. Je continue un jour encore l'usage du vo-mitif.

Le 1er mars, l'enfant est guéri, il s'alimente avec avidité.

III.

Tampouré 1861. Enfant de six ans, fort et bien consti-tué. Depuis quinze jours il se plaint de ressentir un grand malaise, le 10 novembre, il est pris subitement d'un grand embarras pour respirer. Un médecin est appelé, mais il s'empresse de m'adjoindre à lui.

J'arrive le 10 au soir, et je trouve l'enfant en proie aux symptômes caractéristiques du croup confirmé. La respira-tion est pénible, bruyante aux deux temps, la voix aphone la toux sans éclats. L'anxiété est à son comble. Un accès de suffocation vient de faire craindre que l'enfant ne succombe. Le vomitif prescrit par le médecin l'a seul calmé. On m'a appelé pour trachéotomiser; mais je temporise et conseille de calmer chaque accès par un vomitif; je prescris l'ali-mentation.

Deuxième accès, deuxième vomitif, (deux centigr. d'é-métique), qui amène un nouveau calme. L'alimentation est difficile; mais on réussit à faire prendre quelque chose à l'enfant en lui donnant du saucisson de Lyon, qu'il deman-dait avec instance.

Le 19 novembre. Les accès de suffocation ont été plus rares hier. L'enfant a été tranquille depuis 2 heures jusqu'à 9 heures. Un embarras de la respiration qui pouvait être le commencement d'un accès a été combattu à 9 heures et demie par un paquet d'émétique de 2 centigr. La nuit a été bonne, après d'abondants vomissements.

Le 14, je reviens. La journée du 13 a été très bonne, la voix et la toux ont reparu, mais sont encore voilées. On donne un vomitif chaque jour, et on permet à l'enfant de manger tout ce qu'il désire. L'alimentation se maintient.

Le 14, je ne trouve plus trace de fausses membranes.

L'enfant mange avec avidité, tout est fini.

IV.

George (Georges), **24 novembre 1861**. Enfant de trois ans, très vigoureux.

Il souffre depuis huit jours environ d'un malaise vague, et il est atteint d'engorgement des glandes sous-maxillaires.

Depuis hier, sa respiration est sifflante et pénible.

Le 24, je trouve l'enfant couché et endormi. Le sifflement laryngo-trachéal est manifeste. On me dit qu'il n'a pas eu d'accès de suffocation.

Je constate sous chaque angle de la mâchoire l'existence d'un ganglion tuméfié, et dans la gorge celle d'une fausse membrane d'un blanc opalin partout continue à elle-même, tapissant le bord libre du voile du palais, et de la luette, le pilier postérieur du pharynx du côté droit, l'amygdale du même côté et le pilier postérieur du côté gauche.

Pendant l'examen de la gorge l'enfant crie, et fait entendre une plainte sourde, aphone dans sa première partie et comme déchirée ensuite. Il ne verse point de larmes malgré ses cris.

Le pouls est à 128.

Je prescris l'alimentation, et un vomitifs (2 centigr., de tartre stibié, qu'on fait fondre le soir même).

Le 25, rien de nouveau, la toux et la voix semblent être complétement aphones.

Le 25, vers 10 heures du soir, un premier accès de suffocation que j'avais prévu est combattu par une prise de 2 centigr., d'émétique.

A 12 heures, la mère donne un deuxième paquet, 1 heure et demie, un troisième accès de suffocation nécessite l'administration d'une troisième prise. La respiration devient grasse; mais néanmoins à 3 heures, on donne une quatrième fois, 2 centigr., de tartre stibié.

Le reste de la nuit est calme. L'enfant dort jusqu'à 7 heures du matin. Il demande à manger du jambon et des pommes, on lui en sert, et il fait un bon repas.

A 1 heure, le 26, un nouvel accès de suffocation est combattu de la même manière que plus haut. Trois autres le sont également jusqu'à 6 heures. L'enfant mange vers 7 heures, et peu de temps après, recommence à manquer d'air ; à 8 heures, on lui donne encore un vomitif.

La nuit est calme depuis 10 heures du soir, l'enfant mange vers 11 heures, et s'endort paisiblement.

Le 27, vers 9 heures du matin, un accès de suffocation, qui fut le dernier, vint une fois de plus mettre en péril les jours du petit malade.

Il prit encore 8 centigr., d'émétique en quatre prises.

Le 28, il n'existe plus aucune trace de fausses membranes dans l'arrière-gorge. La respiration est libre, la voix un peu enrouée, mais sonore, la toux rare. L'enfant s'alimente bien, la guérison ne s'est pas démentie jusqu'à ce jour.

V.

Th., (Achille), avril 1861.

Enfant de trois ans et demi, très vigoureux, atteint d'enrouement depuis deux jours.

L'examen de la gorge fait connaître l'existence d'une fausse membrane qui occupe l'isthme du gosier tout entier.

Le 3, l'enfant respire bien, mais avec bruit.

Le 7, seulement, après avoir pris chaque jour un vomitif le matin, il est pris d'un accès de suffocation, qui est combattu par 3 centigr., de tartre stibié, répété quatre fois, jusqu'au soir (le même jour). On s'arrête quand la respiration sèche est remplacée par un bruit laryngien humide.

Les accès de suffocation se reproduisent huit fois dans ce même jour. On les calme chaque fois, par une prise de vomitif; l'enfant mange sans dégoût.

Le 8, la respiration continue à être bruyante; mais les accès de suffocation ne se reproduisent pas. On donne un seul vomitif le matin.

Le 9, la voix et la toux sont encore enrouées; un vomitif.

Le 10, même état, même prescription.

Le 15, seulement tout est fini. On suspend tout traitement.

VI.

Hugon, enfant de quatre ans, chétif et mutin. — Mort. Il présente le 4 mars 1862, un ganglion très tuméfié sous la mâchoire du côté droit.

Je constate dans sa gorge l'existence d'une fausse membrane très étendue qui tapisse, l'isthme tout entier, et le pilier antérieur droit.

Je lui ordonne un vomitif chaque jour et une alimentation abondante.

Cette dernière médication fut remplie ; mais lorsque les parents virent que leur enfant n'avait que de l'enrouement et de la raucité de la voix, sans gêne respiratoire, ils pensèrent que je m'étais trompé, et négligèrent de le faire vomir.

Le 10, rien n'était changé, l'enrouement existait toujours, la fausse membrane ne diminuait pas, l'alimentation se faisait bien, lorsque tout à coup l'enfant mangeant une soupe au lait, un accès de suffocation terrible se déclara. On vint me chercher; mais je n'étais pas chez moi, et lorsque j'arrivai, l'asphyxie était déjà sans remède. Les parents m'avouèrent que depuis quatre jours, ils ne donnaient plus à l'enfant, malgré mes recommandations, que les aliments qu'il demandait.

La mort arriva le 10 mars, vers 9 heures du soir, sans que l'accès de suffocation eût cessé un seul instant.

VII.

Teyssaudier, enfant de trois ans et huit mois.

Le 15 octobre 1862, la mère de cet enfant, qui avait entendu parler un malade atteint de croup fut effrayée du timbre de sa voix. Elle me l'amena sans retard. J'examinai sa gorge, et trouvai une couche uniforme de fausses membranes tapissant la cavité du pharynx, les piliers du voile du palais et la face pharyngienne de la luette.

La voix était enrouée; mais la respiration avait conservé toute son ampleur.

A gauche sous la mâchoire je trouvai un ganglion engorgé, mais indolent.

J'ordonnai l'alimentation, et une prise chaque jour à jeun de deux centigr. de tartre stibié.

Jusqu'au 20 octobre, il ne survint rien de nouveau; l'enfant vomissait chaque jour, et les parents me déclarèrent qu'ils commençaient à trouver le traitement suffisant, lorsque la scène changea brusquement

Le 21 apparut le premier accès de suffocation; il fut suivi de cinq autres le même jour, qui tous furent combattus par une prise de vomitif. Quand l'enfant demandait à manger, on lui en donnait, malgré le traitement qu'il suivait.

Le 22, après une nuit assez agitée, il y eut encore trois accès de suffocation, qui furent traités de la même manière que les premiers.

Le 23 il y eut encore trois accès de suffocation. Le 25 après 48 heures d'un calme relatif, l'enfant, en rendant son vomitif, rejeta tout ce qui restait de fausses membranes dans sa gorge. Le 30 il était complétement guéri. Il n'a jamais éprouvé aucun dérangement des fonctions digestives.

VIII.

L. (Julia) petite fille de 5 ans, 6 novembre 1862.

L'enfant se plaint de douleur dans le cou quand elle veut avaler.

Sous la mâchoire du côté gauche, il existe une glande volumineuse et enflammée.

L'amygdale du même côté est tapissée, ainsi que le pilier postérieur du voile du palais d'une fausse membrane épaisse et nacrée, qui s'est rétractée sur le tissu qu'elle recouvre, et a changé en une surface convexe de l'amygdale.

La voix est enrouée; la respiration est libre pendant le repos, devient sèche et bruyante quand l'enfant est excitée ou effrayée.

Le 8 novembre le sifflement laryngo-trachéal apparaît.

Le 9, accès de suffocation, qui au nombre de trois ou quatre, sont combattus par les parents à l'aide de paquets de 2 centigrammes de tartre stibié, alimentation régulière.

Le 9, calme.

Le 10, les fausses membranes existent encore en partie dans la gorge. L'enfant prend chaque matin un vomitif.

Le 12 il n'y a plus trace de fausses membranes, la voix est enrouée, l'estomac est en bon état.

IX.

Foyos, petite fille de 29 mois, 8 novembre 1862, deux jours après l'examen de la précédente malade.

Cette enfant présente :

Une adénite sous-maxillaire double.

Une couche uniforme de fausses membranes dans l'arrière-gorge.

La voix que j'entends en faisant crier l'enfant, est enrouée et déchirée, la respiration bruyante aux deux temps, quand il y a un peu d'excitation. Après avoir pris un vomitif chaque matin jusqu'au 9 novembre, l'enfant commença à avoir des accès de suffocation. On les traita par des paquets de vomitifs; ils ne furent ni bien intenses ni bien rebelles. La nuit du 9 au 10, fut assez calme, la respiration très bruyante, mais humide, se maintint pendant deux jours.

Le 12, l'enfant vomit beaucoup; mais les fausses membranes persistèrent.

Le 14, la respiration ne faisait plus entendre ni sifflement ni bruit de gargouillement, mais l'enrouement de la voix persistait.

Le 16, tout est fini. L'enfant a eu pendant plus de huit jours un peu de diarrhée; mais ce dérangement fonctionnel n'a pas duré, et elle jouit maintenant d'une très bonne santé.

X.

T., petite fille de quatre ans, 5 avril 1863.

Elle est prise de croup d'emblée, qui se traduit subitement par le sifflement laryngo-trachéal, la respiration bruyante aux deux temps, sans adénite sous-maxillaire, ni fausses membranes du pharynx, vomitif, alimentation.

Le 7 avril, je revois l'enfant. Elle a eu dans la nuit plusieurs accès de suffocation qu'on a calmés par le vomitif.

Le 8 même état, même médication.

Le 9 même état   id.   id.

Le 10, après une lutte de trois jours, les accès de suffocation se suppriment; mais la voix conserve sa raucité et la respiration reste bruyante et gênée.

Le 15, la voix a repris son timbre normal. L'enfant a pris

successivement le sirop d'épica, le tartre stibié, et le sulfate de cuivre, la guérison est complète.

XI.

Bonnet, petite fille de 5 ans. — Mort.

Le 17 avril 1863, après avoir plusieurs jours de malaise, cette petite fille éprouva tant de difficulté pour respirer que ses parents crurent qu'elle allait mourir ; le calme étant revenu, ils se promirent de faire venir un médecin; mais comme ils ne pouvaient pas venir le chercher de suite, ils attendirent plusieurs heures : ils durent partir plutôt qu'ils n'avaient décidé de le faire, un nouvel accès de suffocation étant survenu.

En arrivant je trouvai l'enfant aux prises avec le croup.

Je lui prescrivis le traitement par les vomitifs; il fut fidèlement exécuté, mais l'asphyxie lente était déjà commencée, elle avait même pris le dessus. L'enfant s'éteignit lentement après deux jours de traitement sans avoir éprouvé aucun soulagement. L'émétique avait produit sur la langue des ulcérations aphtheuses. Mais il avait été sans influence sur les accès de suffocation, qui avaient continué de loin en loin.

XII.

Fourcaud, décembre 1866.

Enfant de trois ans et trois mois, inquiet depuis quelques jours.

Le 10 décembre ses parents remarquent une glande au-dessous de l'oreille droite. Le père examine la gorge et trouve qu'elle est tapissée d'une couche uniforme de fausses membranes.

La voix est enrouée; il existe une toux sèche et rauque; la respiration est libre, le pouls est à 116, l'appétit est peu développé.

On administre à l'enfant un vomitif chaque jour; on l'alimente autant que possible; on le fait jouer dans une chambre bien aérée.

Le 19 seulement apparaît le sifflement laryngo-trachéal, suivi de respiration sèche, métallique, bruyante aux deux temps, quelquefois la gêne respiratoire devient extrême; le pouls est à 152, l'appétit nul; mais on alimente l'enfant en satisfaisant tous ses caprices.

Le 20, quelques accès de suffocation dans la journée, mais très légers et très facilement calmés par une cuillerée à café de sirop, d'ipéca, additionné de 1 gr. de poudre, pour 100 gr. de sirop.

Le 21, même état, même médication, les parents annoncent que l'enfant est pris de diarrhée.

Le même état, moins les accès de suffocation, persiste jusqu'au 25.

Le 25, il n'y a plus de fausses membranes dans l'arrière-gorge; la voix reste nazonnée, l'appétit est bon, l'enfant a vomi régulièrement pendant 16 jours, et plusieurs fois pendant quelques jours. Néanmoins son tube digestif est sain, son appétit est bon, et la diarrhée, qui avait paru, s'est supprimée d'elle-même.

Il y a beaucoup d'amaigrissement; mais du reste tout est bien. La guérison est complète.

Tels sont les faits sur lesquels repose le travail qu'on vient de lire. Ils parlent assez d'eux-mêmes, pour entraîner la conviction des médecins, et si leur langage n'est pas compris, je ne pourrai m'en prendre qu'à moi-même qui aurai été pour eux un mauvais interprète.

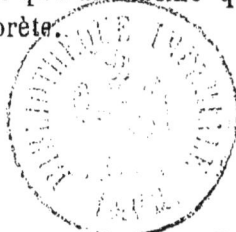

Paris. — Imp. NOQUET, rue des Fossés-Saint-Jacques 11.